MW01230995

Livre De Recettes Végétariennes Simples Pour Le Petit-Déjeuner

Le Guide Complet Pour Profiter De Votre Délicieux Petit-Déjeuner À Base De Plantes Pour Perdre Du Poids Et Mieux Vivre

Lana Kimberly

Pauline Noel

S'il vous plaît consulter un professionnel autorisé avant de tenter toutes les techniques décrites dans ce livre.

En lisant ce document, le lecteur convient qu'en aucun cas l'auteur n'est responsable des pertes, directes ou indirectes, qui sont subies à la suite de l'utilisation des informations contenues dans ce document, y compris, sans s'y limiter, des erreurs, des omissions ou des inexactitudes.

Tableau des matières

Recettes

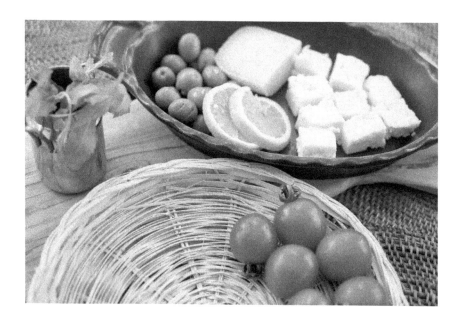

Pain aux bananes

Portions: 13 Temps de préparation: 5 minutes

Nutrition (par portion

Calories: 106 kcal

Glucides: 12.1g

Matières grasses: 17.9g

Protéines: 5.3g

Fibre: 2.3g

Sucre: 5.2g

ingrédients:

- 4 bananes
- 4 oeufs de lin
- 2 1/2 tasses de farine d'amande
- 1/3 tasse d'huile d'olive
- 1/2 c. à soupe de bicarbonate de soude

Nombre total d'ingrédients: 5

Itinéraire:

1. Préchauffer le four à 350 °F.
2. Graisser légèrement un moule à pain.
3. Hacher les bananes en tranches circulaires d'un quart de pouce.
4. Placer les bananes hachées dans un bol.
5. Ajouter les œufs de lin, la farine d'amande, l'huile d'olive

et le bicarbonate de soude dans un bol.

6. Mélanger à la cuillère jusqu'à ce qu'ils soient bien mélangés.

7. Verser le mélange dans un moule à pain.

8. Cuire au four pendant une heure.

9. Retirer du four et laisser refroidir à température ambiante.

Les personnes qui ont un régime cétogène évitent généralement de manger des bananes en raison de leur teneur élevée en glucides (environ 27 g pour une banane de taille moyenne). Bien que ce nombre semble effrayant, cette recette vous permet de satisfaire votre dent sucrée banane tout en coupant la consommation de glucides par pièce à environ 12g.

Mini craquelins toast italiens

Portions: 13 Temps de préparation: 5 minutes

Nutrition (environ 4 craquelins

Calories: 225 kcal

Glucides: 5.4g

Matières grasses: 20.9g

Protéines: 6.2g

Fibre: 0.5g

Sucre: 1g

ingrédients:

- 1 1/4 tasse de farine d'amande
- 1 œuf de lin
- 2 c. à soupe d'huile d'olive
- 3/4 c. à thé de sel
- 1 1/2 c. à soupe. Assaisonnement italien (ou 1/4 c. à thé chacun de: basilic, poudre d'ail, thym, origan et poudre d'oignon).

Nombre total d'ingrédients: 5

Itinéraire:

1. Préchauffer le four à 300 °F.
2. Mettre tous les ingrédients dans un bol.
3. Mélanger les ingrédients dans une consistance en pâte.
4. Une fois la pâte formée, déposer sur une planche à

découper.

5. Façonner la pâte en un prisme mince, long et rectangulaire.

6. À l'aide d'un couteau, couper la pâte en morceaux minces de votre goût.

7. Graisser légèrement une plaque à pâtisserie.

8. Déposer la pâte coupée sur une plaque à pâtisserie.

9. Cuire au four pendant 10 minutes ou jusqu'à ce qu'ils soient croustillants.

Ces craquelins italiens sont sûrs de frapper cette tache salée avec les herbes italiennes ajoutant une torsion à votre craquelin de tous les jours! Utilisez-les comme craquelins lorsque vous avez envie d'une collation rapide et croustillante, ou grignotez-les le matin, en répandant de l'avocat sur eux pour faire un petit déjeuner rapide.

Pain burger micro-ondes de 2 minutes

Portions: 1 Temps de préparation: 3 minutes

Nutrition (1 chignon

Calories: 280 kcal

Glucides: 10g

Matières grasses: 23.9g

Protéines: 9.5g

Fibre: 4.4g

Sucre: 1.4g

ingrédients:

- 1/3 tasse de farine d'amande (ou toute autre farine de noix de votre choix
- 1 œuf de lin
- 1/2 c. à thé de poudre à pâte
- 1/2 c. à thé de cacao en poudre
- 1/4 c. à thé de sel
- 3/4 c. à thé de graines de sésame

Nombre total d'ingrédients: 6

Itinéraire:

1. Dans un bol, ajouter la farine d'amande, la poudre à pâte, la poudre de cacao et le sel. Mélangez bien, ou vous finirez par goûter des morceaux bizarres de poudre à pâte, de sel ou de cacao dans votre pain à hamburger!

14

2. Ajouter l'œuf de lin au mélange et remuer jusqu'à ce qu'il soit bien mélangé.

3. Graisser légèrement une tasse assez grande pour s'adapter à la pâte.

4. Saupoudrer certaines graines de sésame au fond de la tasse.

5. Verser la pâte sur les graines.

6. Saupoudrer le reste des graines sur la pâte.

7. Placer la tasse au micro-ondes.

8. Cuire au micro-ondes environ 2 minutes ou jusqu'à consistance ferme.

Ça a l'air trop facile d'être vrai, non ? Sans oublier qu'il fait le complément parfait au burger végétalien cétogène parfait. Ce pain serait idéal avec une galette de tofu assaisonnement, champignons grillés, et croustillant, légumes frais comme la tomate et la laitue.

Rouleaux italiens d'herbe

Portions: 6 Temps de préparation: 10 minutes

Nutrition (par portion

Calories: 257 kcal

Glucides: 16.6g

Matières grasses: 18.6g

Protéines: 5.8g

Fibre: 11.7g

Sucre: 1.5g

ingrédients:

- 1 1/4 tasse de farine de noix de coco
- 3/4 c. à thé de bicarbonate de soude
- 6 c. à soupe d'huile de coco fondue
- 3 c. à soupe. Assaisonnement italien (Si vous n'avez pas cela, vous pouvez simplement utiliser 2/3 c. à thé chacun de: basilic, poudre d'ail, thym, origan et poudre d'oignon
- 2 oeufs de lin
- 3/4 c. à thé de sel

Nombre total d'ingrédients: 6

Itinéraire:

1. Préchauffer le four à 300 °F.
2. Ajouter la farine de noix de coco, l'huile, le bicarbonate de soude et les œufs de lin dans un bol.

3. Bien mélanger.

4. Ajouter l'assaisonnement italien (ou les herbes si vous n'avez pas cet assaisonnement et le sel au mélange.

5. À l'aide de vos mains, moulez la pâte, petites poignées à la fois, pour faire des mini-rouleaux. Vous devriez avoir environ 6 rouleaux une fois fait.

6. Déposer sur une plaque à pâtisserie graissée.

7. Cuire au four à 300 °F pendant environ 45 minutes.

8. Retirer du four et laisser refroidir à température ambiante.

CONSEIL:

1. Le pain est naturellement un peu friable, mais si vous ne le laissez pas refroidir pendant une longue période de temps, il va complètement s'effondrer.

2. Ces beaux rouleaux sont sûrs de satisfaire les envies de glucides et de faire un rouleau latéral délectable à n'importe quel repas équilibré, que ce soit une salade, soupe, ou même comme collation avec un filet d'huile d'olive.

Tortilla Wraps

Portions: 6 Temps de préparation: 10 minutes

Nutrition (par portion

Calories: 157 kcal

Glucides: 4.2g

Matières grasses: 13.8g

Protéines: 5.0g

Fibre: 1.9g

Sucre: 1.5g

ingrédients:

- 1/4 tasse de graines de lin moulues
- 1/4 tasse d'eau chaude
- 1 tasse de farine d'amande
- 1/4 c. à thé de poudre à pâte
- 1/2 c. à thé de sel

Nombre total d'ingrédients: 5

Itinéraire:

1. Mélanger les graines de lin moulues avec de l'eau chaude jusqu'à ce que vous obtenez une substance en forme de gel.

2. Dans un autre bol, mélanger la farine d'amande, le sel et la poudre à pâte.

3. Ajouter le mélange de graines de lin moulues au mélange

de farine d'amande.

4. Mélanger.

5. Ajouter l'eau chaude au besoin afin d'obtenir une consistance parfaite en forme de pâte.

6. Pétrir la pâte, puis séparer la pâte en environ 6 boules.

7. Aplatissez chaque boule aussi finement que possible.

8. Graisser une poêle.

9. Déposer chaque tortilla sur une poêle graissée et cuire chaque tortilla jusqu'à ce qu'elle soit dorée des deux côtés.

10.   Retirer la poêle du four.

11.   Laisser refroidir complètement avant d'utiliser car ils sont plus faciles à mouler et plier une fois refroidi.

12.   Cette recette à base de pain est utile si vous avez envie d'un bon vieux wrap de tofu ou même d'une quesadilla de style végétalien!

CONSEIL: L'enveloppe de psyllium et les graines de lin mélangées à de l'eau chaude permettent la forme d'une substance en forme de gel, ce qui est extrêmement pratique pour obtenir une consistance de type pâte.

Croûte à pizza Keto-Vegan

Portions: 2 Temps de préparation: 10 minutes

Nutrition (1 tranche de croûte

Calories: 134 kcal

Glucides: 3.4g

Matières grasses: 11.8g

Protéines: 4.9g

Fibre: 6.3g

Sucre: 1.6g

ingrédients:

- 1 c. à thé de sel
- 1 c. à soupe d'huile d'olive
- 1 tasse d'eau chaude
- 2 1/2 c. à thé de levure active
- 3 tasses de farine d'amande
- 1 pincée d'origan séché, moulu
- 1 pincée de feuille de basilic séchée

Nombre total d'ingrédients: 7

Itinéraire:

1. Préchauffer le four à 300 °F.
2. Placez l'eau chaude dans une tasse (Note : Il doit être la bonne température ou il ne fonctionnera pas).
3. Ajouter la levure à la tasse.

4. Remuer pendant une minute jusqu'à ce que vous voyiez un mélange brun clair.

5. Laisser reposer 5 minutes jusqu'à ce qu'une fine couche de mousse se forme sur le dessus.

6. Dans un autre bol, ajouter la farine d'amande et le sel.

7. Mélanger la farine d'amande et le sel. Une fois le mélange terminé, former un puits au milieu du mélange farine-sel d'amande.

8. Verser le mélange de levure et l'huile d'olive au centre du puits et commencer à mélanger les ingrédients.

9. Mélanger jusqu'à ce qu'une pâte soit atteinte. Ajouter plus ou moins de farine selon la consistance de la pâte.

10. Séparer en 2 boules.

11. À l'aide d'un rouleau à pâtisserie, aplatir les boules en cercles de pâte.

12. Mettre la pâte au four et laisser cuire le temps : à mi-cuisson pendant environ 6 minutes.

13. Sortez la pâte.

14. Déposer les garnitures à pizza sur la pâte.

15. Remettre la pâte à pizza au four pour terminer la cuisson de 3 à 6 minutes.

16. Une fois cuit, retirer du four.

17. Laisser refroidir pendant 2 minutes, puis utiliser

une trancheuse à pizza pour trancher en 8 morceaux par pizza.

Cette croûte à pizza végétalienne cétogène adaptée est le substitut idéal si vous êtes à la recherche d'une pizza rapide sans l'excès de glucides. Cette croûte fonctionne mieux comme croûte mince à régulière, mais pas plat profond. Portez-le avec de la sauce tomate fraîche, du fromage végétalien noix de cajou-parmesan, des champignons, des épinards ou même du tofu si vous le souhaitez!

Granola noix de coco et graines

Temps de préparation: 10 minutesCooking time: 20 minutesServings: 15

ingrédients:

- 3 tasses de flocons de noix de coco non sucrés
- 1 tasse de noix, hachées
- 1/2 tasse de graines de lin
- 2/3 tasse de graines de citrouille
- 2/3 tasse de graines de tournesol
- 1/4 tasse d'huile de coco, fondue
- 1 cuillère à café de gingembre moulu
- 1 cuillère à café de cannelle moulue
- 1/8 c. à thé de clous de girofle moulus
- 1/8 c. à thé de cardamome moulue
- Pincée de sel

Itinéraire:

1. Préchauffer le four à 350 degrés F. Légèrement, graisser une grande plaque à pâtisserie bordée.

2. Dans un bol, ajouter les flocons de noix de coco, les noix, les graines de lin, les graines de citrouille, les graines de tournesol, l'huile de coco, les épices et le sel et mélanger pour bien enrober.

3. Transférer le mélange sur la plaque à pâtisserie préparée

et étendre en couche uniforme.

4. Cuire au four environ 20 minutes en remuant toutes les 3-4 minutes.

5. Retirer la plaque à pâtisserie du four et laisser refroidir complètement le granola avant de servir.

6. Casser le granola en morceaux de taille désirée et servir avec votre lait non laitier préféré.

Temps de préparation des repas : Conseil :

Transférer le granola dans un contenant hermétique et le conserver dans un endroit frais et sec jusqu'à 2 semaines.

nutrition:

Calories: 292, Graisses: 26.4g, Glucides: 8.4g, Fibre: 5.3g, Sucre: 1.9g, Protéines: 6.2g, Sodium: 22mg

Panini Pain plat

Portions: 10 Temps de préparation: 10 minutes

Nutrition (2 demi-tranches/un sandwich

Calories: 280 kcal

Glucides: 8.1g

Matières grasses: 24.4g

Protéines: 8.5g

Fibre: 3.7g

Sucre: 3.1g

ingrédients:

- 3 tasses de farine d'amande
- 4 oeufs de lin
- 1/3 tasse de farine de noix de coco
- 1 c. à thé de bicarbonate de soude
- 1/2 c. à thé de poudre d'ail
- 1/4 tasse d'eau
- 1/4 tasse d'huile d'olive

Nombre total d'ingrédients: 7

Itinéraire:

1. Préchauffer le four à 350 °F.
2. Dans un bol, mélanger les ingrédients secs (farine de noix de coco, farine d'amande, poudre d'ail et bicarbonate de soude).

3. Dans ce bol, ajouter les œufs de lin, l'huile d'olive et l'eau, et mélanger complètement jusqu'à ce qu'une pâte se forme (ajouter de la farine ou de l'eau en conséquence; il devrait être un peu collant!).
4. Déposer la pâte sur un plateau recouvert de papier parchemin et mouler en forme de pain rectangulaire rugueux.
5. Déposer 1 morceau de papier parchemin sur le pain.
6. Mettre le pain au four et cuire au four de 15 à 20 minutes jusqu'à consistance ferme.
7. Retirer le pain du four.
8. Retirer le morceau supérieur de papier parchemin et laisser refroidir complètement le pain.
9. Une fois refroidi, couper en environ 10 morceaux carrés, puis couper chaque pièce en deux.

Chips de craquelin d'herbe

Portions: 20 Temps de préparation: 5 minutes

Nutrition (environ 4 craquelins

Calories: 201 kcal

Glucides: 4.7g

Matières grasses: 18.4g

Protéines: 5.5g

Fibre: 0.4g

Sucre: 1.8g

ingrédients:

- 1 tasse de farine d'amande
- 2 oeufs de lin
- 2 c. à soupe d'huile de canola
- 2 c. à soupe d'eau
- 1 c. à soupe de romarin (peut être frais ou séché, mais le romarin fraîchement haché est préférable car il donnera un beau goût fort!
- 1/2 c. à thé de poudre d'ail
- 1/4 c. à thé d'origan séché, moulu
- 1/4 c. à thé de feuille de basilic séchée
- 1/4 c. à thé de sel
- 1 pincée de poivre noir

Nombre total d'ingrédients: 10

Itinéraire:

1. Préchauffer le four à 350 °F.
2. Mettre tous les ingrédients dans un bol et bien mélanger.
3. Tapisser une poêle de papier parchemin antiadhésive.
4. En prenant la pâte formée à l'étape 2, retirer 1/2 c. à soupe de pâte et la déposer sur la poêle. Aplatissez avec votre doigt pour le rendre aussi mince qu'un craquelin.
5. Cuire au four environ 5-10 minutes jusqu'à ce que les extérieurs soient croustillants et que l'intérieur soit le moindre peu mou (ils durciront encore plus lors du refroidissement).
6. Retirer du four et laisser refroidir.
7. Mangez ces belles chips seules ou avec une tartinades pour s'il vous plaît toutes les envies de craquelin-snack que vous pourriez avoir. L'infusion d'herbes est sûr de frapper vos papilles gustatives et vous laisser satisfait, avec seulement 4,7g de glucides et 1,8 g de sucre par portion!

Muffins au tofu et aux champignons

Temps de préparation: 20 minutesCooking time: 20 minutesServings: 6

ingrédients:

- 1 cuillère à café d'huile d'olive
- 1 1/2 tasse de champignons frais, hachés
- 1 échalote, hachée
- 1 cuillère à café d'ail, hachée finement
- 1 cuillère à café de romarin frais, haché finement
- Poivre noir moulu, selon les besoins
- 1 (tofu soyeux ferme lite de 12,3 onces, égoutté
- 1/4 tasse de lait d'amande non sucré
- 2 cuillères à soupe de levure nutritionnelle
- 1 cuillère à soupe d'amidon arrowroot
- 1 cuillère à café d'huile de coco, ramollie
- 1/4 c. à thé de curcuma moulu

Itinéraire:

1. Préchauffer le four à 375 degrés F. Graisser 12 tasses d'un moule à muffins.

2. Dans une poêle antiadhésive, chauffer l'huile à feu moyen et faire revenir l'échalote et l'ail pendant environ 1 minute.

3. Ajouter les champignons et faire sauter environ 5-7

29

minutes.

4. Incorporer le romarin et le poivre noir et retirer du feu.

5. Réserver pour refroidir légèrement.

6. Dans un robot culinaire, ajouter le tofu et le reste des ingrédients et pulser jusqu'à consistance lisse.

7. Transférer le mélange de tofu dans un grand bol.

8. Incorporer le mélange de champignons.

9. Placer le mélange dans des moules à muffins préparés uniformément.

10. Cuire au four environ 20-22 minutes ou jusqu'à ce qu'un cure-dent inséré au centre en sort propre.

11. Retirer le moule à muffins du four et le placer sur une grille pour refroidir pendant environ 10 minutes.

12. Soigneusement, inverser les muffins sur une grille et servir chaud.

Temps de préparation des repas : Conseil :

1. Inversez soigneusement les muffins sur une grille pour refroidir complètement.

2. Tapisser 1-2 contenants hermétiques avec des serviettes en papier.

3. Disposer les muffins sur du papier absorbant en une seule couche.

4. Couvrir les muffins d'une autre serviette en papier.

5. Réfrigérer environ 2-3 jours.

6. Réchauffer au micro-ondes à puissance élevée pendant environ 2 minutes avant de servir.

nutrition:

Calories: 74, Graisses: 3.5g, Glucides: 5.3g, Fibre: 1.4g, Sucre: 1.1g, Protéines: 6.2g, Sodium: 32mg

Pain sec de petit déjeuner de fruits et de noix

Portions: 15 Temps de préparation: 15 minutes

Nutrition (par portion

Calories: 315 kcal

Glucides: 21.1g

Matières grasses: 19.4g

Protéines: 6.1g

Fibre: 3.6g

Sucre: 15.1g

ingrédients:

- 2 tasses de farine d'amande
- 1 banane moyenne
- 2 oeufs de lin
- 1/4 tasse d'huile de coco
- 2 c. à soupe de graines de lin entières
- 1/4 c. à thé de sel

- 1/2 c. à thé de bicarbonate de soude
- 1 1/2 tasse de fruits mélangés séchés grossièrement hachés (p. ex., canneberges, fraises, ananas, cerises
- 1 1/2 tasse de noix séchées grossièrement hachées (p. ex., pacanes, amandes, noix

Nombre total d'ingrédients: 10

Itinéraire:

1. Préchauffer le four à 300 °F.
2. Graisser légèrement un moule à pain avec de l'huile d'olive.
3. Placer les bananes dans un bol et écraser extrêmement bien.
4. Dans la purée de bananes, ajouter l'huile de coco et les œufs de lin.
5. Bien mélanger.
6. Ajouter la farine, la poudre à pâte et le sel au mélange et bien mélanger.
7. Garnir de fruits, de noix et de graines et mélanger jusqu'à ce que tout soit mélangé uniformément.
8. Verser la pâte dans un moule à pain graissé et laisser cuire au four environ 45 minutes ou jusqu'à ce que le couteau sorte du centre propre.
9. Retirer la poêle du four et laisser refroidir complètement

avant de la trancher.

note:

1. Ce pain ne monte pas, donc pas de soucis si vous ne voyez pas ce qui se passe!

2. Vous vous rendrez compte combien d'éléments nutritifs vous obtenez lorsque vous mangez une tranche, ainsi que la satisfaction et le renforcement que vous ressentez! En raison de la quantité de fruits secs et de noix dans la recette, ainsi que la densité du pain, une à deux tranches est plus que suffisant pour vous dynamiser et plein jusqu'à l'heure du déjeuner. Vous pouvez même prendre une tranche si vous êtes à la recherche d'un coup de pouce entre vos repas.

3. La grande chose à propos de cette recette, c'est qu'il est très adaptable. Vous pouvez choisir les assortiments de fruits secs ou de noix que vous voulez ajouter à la recette.

Pain garni de graines et de noix

Portions: 15 Temps de préparation: 15 minutes

Nutrition (par portion

Calories: 172 kcal

Glucides: 8.1g

Matières grasses: 13.2g

Protéines: 6.1g

Fibre: 3.5g

Sucre: 2.4

ingrédients:

- 2 tasses de farine d'amande
- 2 c. à soupe de farine de noix de coco
- 1/3 tasse d'huile de coco
- 1/2 tasse d'amandes entières
- 3 c. à soupe de graines de sésame
- 1/2 tasse de graines de citrouille
- 1/4 tasse de graines de lin entières
- 1/2 c. à thé de sel
- 3 oeufs de lin
- 1 1/2 c. à thé de bicarbonate de soude
- 3/4 tasse de lait d'amande
- 3 gouttes d'édulcorant de stévia
- 1 c. à soupe de vinaigre de cidre de pomme

Nombre total d'ingrédients: 13

Itinéraire:

1. Préchauffer le four à 350 °F.
2. Mélanger les amandes dans un mélangeur jusqu'à ce qu'elles soient bien.
3. Ajouter les graines de lin, les graines de sésame et les graines de citrouille et mélanger.
4. Ajouter la farine d'amande, la farine de noix de coco, le sel et le bicarbonate de soude et mélanger.
5. Dans un autre bol, ajouter les œufs de lin, l'huile de coco, le lait d'amande, le vinaigre et l'édulcorant. Bien mélanger.
6. Ajouter le mélange d'amandes au mélange d'œufs de lin et laisser reposer quelques minutes.
7. Graisser un moule à pain.
8. Verser la pâte dans la poêle.
9. Saupoudrer les restes de graines au sommet de la pâte (citrouille, lin et graines de sésame).
10. Cuire au four environ 45 minutes, ou jusqu'à ce qu'un couteau sorte du milieu.
11. Retirer du four et laisser refroidir complètement avant de trancher.
12. Cette recette de pain est une pirouette sèche et

noisette sur un pain ordinaire. Ce qui le rend encore

mieux, c'est sa faible teneur en glucides et en matières

grasses, vous permettant de consommer quelques

morceaux sans culpabilité.

Pain de maïs faible en glucides

Portions: 18 Temps de préparation: 10 minutes

Nutrition (par portion

Calories: 138 kcal

Glucides: 7.2g

Matières grasses: 10.7g

Protéines: 3.5g

Fibre: 1.2g

Sucre: 2.6g

ingrédients:

- 2 tasses de farine d'amande
- 6 gouttes d'édulcorant de stévia
- 1 c. à thé de sel
- 2 oeufs de lin
- 3 1/2 c. à thé de poudre à pâte
- 1/2 tasse de lait d'amande aromatisé à la vanille
- 1/3 tasse d'huile de coco
- 15 oz peut bébé maïs, haché finement

Nombre total d'ingrédients: 8

Itinéraire:

1. Préchauffer le four à 350 °F.
2. Dans un bol, mélanger la farine d'amande, le sel et la poudre à pâte.

3. Ajouter la stévia, le maïs haché, les œufs de lin, le lait d'amande et l'huile de coco.
4. Bien mélanger, en veillant à ce qu'il n'y ait pas d'amas.
5. Graisser légèrement une poêle.
6. Verser la pâte dans la poêle.
7. Mettre la poêle au four et laisser cuire au four de 50 à 60 minutes ou jusqu'à ce que le couteau sorte proprement du milieu.

Note:

On pourrait penser que les gens sur un régime cétogène aurait besoin de se tenir à l'écart du maïs, mais voici une recette qui a été modifié pour prouver le contraire! La stévia agit comme un édulcorant naturel avec farine d'amande agissant comme un substitut pour les options de farine à glucides élevés. Vous pouvez manger une tranche pour le petit déjeuner ou entre les repas pour satisfaire les envies.

Sous-pain à faible teneur en glucides

Portions: 4 mini sous-marins Temps de préparation: 5 minutes

Nutrition (par portion

Calories: 292 kcal

Glucides: 13.3g

Matières grasses: 23.2g

Protéines: 9.9g

Fibre 2,5g

Sucre: 3.2g

ingrédients:

- 1 1/2 tasse de farine d'amande
- 5 c. à soupe de poudre d'enveloppe de psyllium, finement moulue
- 2 c. à thé de poudre à pâte
- 1 c. à thé de sel
- 2 1/2 c. à soupe de vinaigre de cidre de pomme
- 2 oeufs de lin
- 1 tasse d'eau bouillante

Nombre total d'ingrédients: 7

Itinéraire:

1. Préchauffer le four à 350 °F.
2. Dans un bol, mélanger la farine d'amande, la poudre d'enveloppe de psyllium, la poudre à pâte et le sel.

3. Ajouter les œufs de lin et le vinaigre de cidre de pomme et bien mélanger jusqu'à ce qu'une pâte se forme.
4. Ajouter l'eau bouillante et poursuivre le mélange.
5. Mouler la pâte en 4 mini sous-marins ou un grand sous-marin (rappelez-vous que la pâte devrait et va augmenter).
6. Déposer la pâte sur un moule légèrement graissé. Cuire au four pendant 45 minutes ou jusqu'à consistance ferme.

Oui, alors que 13,3 g de glucides peuvent sembler beaucoup, il doit être pris par rapport aux niveaux traditionnels de glucides d'un sous-sandwich: un ensemble de 40g. Profitez de cette recette lorsque vous vous retrouvez à vous remémorer ces savoureux sous-sandwichs, et tout simplement se livrer à la manière sans culpabilité!

Noix & Voit Granola

Temps de préparation: 15 minutes Temps de crue: 28 minutesServings: 12

ingrédients:

- 1/2 tasse de flocons de noix de coco non sucrés
- 1 tasse d'amandes crues
- 1 tasse de noix de cajou crues
- 1/4 tasse de graines de tournesol crues, décortiquées
- 1/4 tasse de graines de citrouille crues, décortiquées
- 1/4 tasse d'huile de coco
- 1/2 tasse de sirop d'érable
- 1 cuillère à café d'extrait de vanille
- 1/2 tasse de raisins secs dorés
- 1/2 tasse de raisins secs noirs
- Sel, selon les besoins

Itinéraire:

1. Préchauffer le four à 275 degrés F. Tapisser une grande plaque à pâtisserie de papier sulfurisé.
2. Dans un robot culinaire, ajouter les flocons de noix de coco, les amandes, les noix de cajou et les graines et pulser jusqu'à ce qu'ils soient hachés finement.
3. Pendant ce temps, dans une poêle antiadhésive moyenne, ajouter l'huile, le sirop d'érable et l'extrait de

vanille à feu moyen-vif et le temps de cuisson : pendant environ 3 minutes, en remuant continuellement.

4. Retirer du feu et incorporer immédiatement le mélange de noix.

5. Transférer le mélange dans la plaque à pâtisserie préparée et répartir uniformément.

6. Cuire au four environ 25 minutes en remuant deux fois.

7. Retirer du four et incorporer immédiatement les raisins secs.

8. Saupoudrer d'un peu de sel.

9. À l'arrière d'une spatule, aplatir la surface du mélange.

10. Réserver pour refroidir complètement.

11. Ensuite, par effraction dans les morceaux de taille désirée et servir avec votre choix de lait non laitier et garniture de fruits.

*Temps de préparation des repas:*Astuce:

Transférer le granola dans un contenant hermétique et le conserver dans un endroit frais et sec jusqu'à 2 semaines.

nutrition:

Calories: 237, Graisses: 18.4g, Glucides: 25.5g, Fibre: 2.6g, Sucre: 16.3g, Protéines: 5g, Sodium: 18mg

Pain uni

Portions: 15 Temps de préparation: 5 minutes

Nutrition (par portion

Calories: 142 kcal

Glucides: 13.4g

Matières grasses: 43.1g

Protéines: 3.9g

Fibre: 3,5g

Sucre: 1.5g

ingrédients:

- 1 tasse de farine de noix de coco
- 6 tasses de farine d'amande
- 1/4 tasse de graines de lin
- 5 oeufs de lin
- 1/2 tasse d'eau
- 1/2 tasse d'huile de MCT
- 3 c. à thé de poudre à pâte
- 1 c. à thé de sel
- 1 c. à soupe de vinaigre de cidre de pomme

Nombre total d'ingrédients: 8

Itinéraire:

1. Préchauffer le four à 350 °F.
2. Dans un bol, mélanger les ingrédients secs : farine

d'amande, farine de noix de coco, poudre à pâte, sel et graines de lin.

3. Dans un autre bol, mélanger l'huile de coco, l'eau et le vinaigre de cidre de pomme.

4. Mélanger les ingrédients secs et liquides des étapes 2 et bien mélanger.

5. Verser la pâte dans un grand moule à pain légèrement graissé.

6. Cuire au four de 30 à 45 minutes ou jusqu'à consistance ferme.

Remarque: Assurez-vous que le pain est complètement refroidi avant de le trancher.

Voici un autre spin sur un pain de type pain nature que vous pourriez utiliser une tartinades sur, ou pour les sandwichs sur le aller!

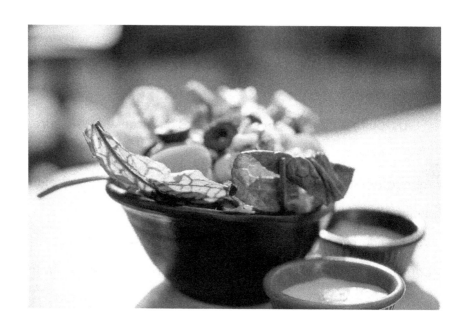

Shake crémeux au chocolat

Temps de préparation: 10 minutes

Portions 2

ingrédients:

- 2 bananes mûres congelées, hachées
- 1/3 tasse de fraises congelées
- 2 c. à soupe de cacao en poudre
- 2 c. à soupe de beurre d'amande salé
- 2 tasses de lait d'amande à la vanille non sucré
- 1 trait de stévia ou nectar d'agave
- 1/3 tasse de glace

Itinéraire:

1. Ajouter tous les ingrédients dans un mélangeur et mélanger jusqu'à consistance lisse.
2. Sortez et servez.

nutrition:

Calories 272, Lipides totaux 14.3g, Graisses saturées 1.5g, Cholestérol 0mg, Sodium 315mg, Glucides totaux 37g, Fibres alimentaires 7.3g, Sucres totaux 16.8g, Protéines 6.2g, Vitamine D 2mcg, Calcium 735mg, Fer 2mg, Potassium 732mg

Craquelins à base de graines

Portions: 25 craquelins Temps de préparation: 5 minutes

Nutrition (par portion

Calories: 53 kcal

Glucides: 3.5g

Matières grasses: 3.6g

Protéines: 1.6g

Fibre: 1.6g

Sucre: 0.1g

ingrédients:

- 1 tasse de graines de lin, moulues
- 1 tasse de graines de citrouille
- 1/2 tasse de graines de sésame
- 1/2 c. à thé de sel
- 1 tasse d'eau chaude

Nombre total d'ingrédients: 5

Itinéraire:

1. Préchauffer le four à 300 °F.
2. Mettre tous les ingrédients dans un bol et mélanger.
3. Laisser reposer pendant cinq minutes (les graines de lin formeront un gel avec l'eau).
4. Étendre le mélange sur une poêle tapissée de papier parchemin.
5. À l'aide d'un couteau, couper la pâte uniformément en environ 25 craquelins.
6. Mettre au four et cuire au four jusqu'à consistance ferme.
7. Éteindre le four, en laissant les craquelins au four pendant environ 1 heure afin que les craquelins se dessèchent.
8. Des craquelins faits maison simples et rapides ne manqueront pas de satisfaire votre besoin d'une collation rapide, ou même de l'utiliser comme base pour une tartinades à faible teneur en glucides.

Le smoothie 'Green Machine'

Temps de préparation: 3 minutes

Portions 2

ingrédients

- 1 tasse d'épinards
- 1/2 tasse de brocoli
- 2 Bâtonnets de céleri
- 4 c. à soupe de noix de coco desséchée
- 1 banane
- 1 boule de protéines végétaliennes non aromatisées en poudre
- 1 tasse de lait d'amande
- 1 tasse d'eau

Itinéraire:

1. Pop tout dans un mélangeur et blitz
2. Verser dans des verres et servir.

nutrition:

Calories 780, Lipides totaux 66,5g, Graisses saturées 57,9g, Cholestérol 0mg, Sodium 224mg, Glucides totaux 38,8g, Fibres alimentaires 15g, Sucres totaux 18,4g, Protéines 19,6g, Vitamine D 0mcg, Calcium 82mg, Fer 5mg, Potassium 1108mg

Smoothie au café sucré et cacao

Temps de préparation: 3 minutes

Portions 2

ingrédients

- 2 c. à thé de café
- 1/2 banane
- 1 tasse de lait d'amande
- 1 c. à thé de beurre de noix de cajou
- 2 c. à thé de cacao en poudre
- 1 c. à thé de sirop d'érable
- 1 boule de protéines végétaliennes en poudre
- 1/2 tasse de chocolat

Itinéraire:

1. Pop tout dans un mélangeur et blitz
2. Verser dans des verres et servir.

nutrition:

Calories 614, Lipides totaux 43,2g, Graisses saturées 34,6g, Cholestérol 10mg, Sodium 146mg, Glucides totaux 44,7g, Fibres alimentaires 5,4g, Sucres totaux 31,2g, Protéines 17,6g, Vitamine D 0mcg, Calcium 104mg, Fer 4mg, Potassium 614mg

Smoothie aux bleuets étonnant

Temps de préparation: 5 minutes

Portions 2

ingrédients:

- 1/2 avocat
- 1 tasse de bleuets congelés
- 1 tasse d'épinards crus
- 1/4 c. à thé de sel de mer
- 1 tasse de sy
- 1 banane congelée

Itinéraire:

1. Mélangez le tout dans un puissant mélangeur jusqu'à ce que vous avez une secousse lisse et crémeuse.
2. Profitez de votre bonne santé et commencez votre matinée sur une note fraîche!

nutrition:

Calories 269, Lipides totaux 12.3g, Graisses saturées 2.3g, Cholestérol 0mg, Sodium 312mg, Glucides totaux 37.6g, Fibres alimentaires 8.2g, Sucres totaux 22.9g, Protéines 6.4g, Vitamine D 0mcg, Calcium 52mg, Fer 3mg, Potassium 528mg

Smoothie vert go

Temps de préparation: 5 minutes

Portions 1

ingrédients:

- 2 cuillères à soupe, beurre de noix de cajou naturel
- 1 banane mûre
- 2/3 tasse de noix de coco non sucrée
- 1/2 tasse de chou frisé

Itinéraire:

1. Mettez tout à l'intérieur d'un puissant mélangeur.
2. Mélanger jusqu'à ce que vous avez une secousse onctueuse et crémeuse.
3. Profitez de votre smoothie vert spécial.

nutrition:

Calories 500, Lipides totaux 33.2g, Graisses saturées 18.9g, Cholestérol 0mg, Sodium 161mg, Glucides totaux 48.6g, Fibres alimentaires 10.4g, Sucres totaux 19.8g, Protéines 9.1g, Vitamine D 0mcg, Calcium 72mg, Fer 9mg, Potassium 777mg

Pain de casserole d'amande

Portions: 15 Temps de préparation: 10 minutes

Nutrition (par portion

Calories: 381 kcal

Glucides: 9.5g

Matières grasses: 33g

Protéines: 11.7g

Fibre: 5.2g

Sucre: 2.0g

ingrédients:

- 6 tasses de farine d'amande (ou toute autre farine de noix que vous préférez
- 3 oeufs de lin
- 1/2 tasse d'huile d'olive
- 1/4 tasse de lait d'amande (ou d'eau, si vous voulez réduire la teneur calorique
- 2 c. à thé de poudre à pâte
- 1 c. à thé de bicarbonate de soude
- 1/4 c. à thé de sel

Nombre total d'ingrédients: 7

Itinéraire:

1. Préchauffer le four à 350 °F.
2. Graisser légèrement un grand moule à pain avec de

l'huile.

3. Dans un bol, mélanger tous les ingrédients, en veillant à ce qu'ils soient bien mélangés.

4. Verser le mélange dans un moule à pain et cuire au four environ 1 heure.

5. Retirer la poêle du four et laisser refroidir.

6. Une fois refroidi, retirer le pain en retournant la poêle à l'envers.

7. Trancher uniformément.

Note: Bien que ce pain ne monte pas autant qu'un pain « normal » le ferait, en soi, son goût nature est le complément parfait à un sandwich en aller ! En outre, si vous décidez de l'utiliser pour faire un déjeuner rapide et facile, deux tranches ne produisent que 3 grammes de glucides pour votre compte quotidien par rapport à un énorme 22 grammes de pain régulier!

Smoothie kale caché

Temps de préparation: 5 minutes

Portions 2

ingrédients:

- 1 banane mûre moyenne, pelée et tranchée
- 1/2 tasse de baies mélangées congelées
- 1 c. à soupe de graines de chanvre décortiquées
- 2 tasses de chou frisé congelé ou frais
- 2/3 tasse 100% de jus de grenade
- 2 1/4 tasses d'eau filtrée

Itinéraire:

1. Ajouter tous les ingrédients dans un mélangeur et mélanger jusqu'à consistance lisse.
2. Sortez et servez.

nutrition:

Calories 164, Lipides totaux 2g, Graisses saturées 0,2g, Cholestérol 0mg, Sodium 51mg, Glucides totaux 34,2g, Fibres alimentaires 3,9g, Sucres totaux 17,7g, Protéines 4,1g, Vitamine D 0mcg, Calcium 124mg, Fer 2mg, Potassium 776mg

Shake protéiné aux bleuets

Temps de préparation: 5 minutes

Portions 1

ingrédients:

- 1/2 tasse de fromage cottage

- 3 c. à soupe de protéines de vanille en poudre

- 1/2 tasse de bleuets congelés

- 1/2 c. à thé d'extrait d'érable

- 1/4 c. à thé d'extrait de vanille

- 2 c. à thé de farine de lin

- Édulcorant, choix

- 10-15 glaçons

- 1/4 tasse d'eau

Itinéraire:

1. Ajouter tous les ingrédients dans un mélangeur et mélanger jusqu'à consistance lisse.

2. Sortez et servez.

nutrition:

Calories 559, Lipides totaux 4.2g, Graisses saturées 1.9g, Cholestérol 14mg, Sodium 659mg, Glucides totaux 31.1g, Fibres alimentaires 4.5g, Sucres totaux 20.7g, Protéines 98g, Vitamine D 0mcg, Calcium 518mg, Fer 3mg, Potassium 676mg

Smoothie à la lime framboise

Temps de préparation: 5 minutes

Portions 2

ingrédients:

- 1 tasse d'eau
- 1 tasse de framboises fraîches ou congelées
- 1 grosse banane congelée
- 2 c. à soupe de jus frais, lime
- 1 c. à thé d'huile, noix de coco
- 1 c. à thé d'agave

Itinéraire:

1. Dans un mélangeur mettre tous les ingrédients et mélanger jusqu'à consistance lisse.
2. Sortir et servir

nutrition:

Calories 227,Total Fat 4g, Saturated Fat 1.3g, Cholesterol 0mg, Sodium 7mg, Total Carbohydrate 47.8g, Dietary Fiber 6g, Total Sugars 40.7g, Protein 0.9g, Vitamin D 0mcg, Calcium 22mg, Iron 1mg, Potassium 144mg

Smoothie vert banane

Temps de préparation: 5 minutes

Portions 1

ingrédients:

- 1 tasse d'eau de coco
- 3/4 tasse de lait à base de plantes
- 1/4 c. à thé d'extrait de vanille
- 1 tasse d'épinards emballés lâchement
- 2-3 tasses de bananes congelées, tranchées

Itinéraire:

Mélanger le tout jusqu'à consistance lisse et servir.

nutrition:

Calories 364, Lipides totaux 4,8g, Graisses saturées 2,6g, Cholestérol 15mg, Sodium 111mg, Glucides totaux 78g, Fibres alimentaires 8g, Sucres totaux 45,1g, Protéines 9,6g, Vitamine D 1mcg, Calcium 257mg, Fer 1mg, Potassium 1241mg

Pain aux fruits au micro-ondes de 2 minutes dans une tasse!

Portions: 4 tranches Temps de préparation: 3 minutes

Nutrition (1 tranche encerclée

Calories: 165 kcal

Glucides: 25.5g

Matières grasses: 6.2g

Protéines: 4.1g

Fibre: 0.8g

Sucre: 13.3g

ingrédients:

- 1/3 tasse de farine d'amande (ou toute autre farine de noix de votre préférence
- 1 œuf de lin
- 1/4 c. à thé de bicarbonate de soude
- 1/4 c. à thé de sel
- 2 c. à soupe de fruits secs désirés (Pour cette recette, framboises et fraises ont été choisies

Nombre total d'ingrédients: 5

Itinéraire:

1. Dans un bol, ajouter la farine d'amande, le bicarbonate de soude, les fruits secs et le sel. Mélanger.
2. Ajouter l'œuf de lin et remuer jusqu'à ce qu'ils soient uniformément distribués. Assurez-vous également que

les fruits secs sont répartis uniformément dans la pâte.

3. Graisser légèrement une tasse suffisamment grande pour contenir la pâte.

4. Verser la pâte dans une tasse et cuire au micro-ondes pendant environ 2 minutes.

5. Retirer la tasse du four et couper le mini pain en environ 4 morceaux.

6. Cette recette est une adaptation du nouvel engouement du « pain micro-ondes » qui vous permet d'épuiser un minimum d'effort tout en vous adonner au maximum.

Framboises et fraises sont grands pour ceux qui ont un régime cétogène que les framboises fraîches contiennent 3,3g de glucides par once et les fraises 2,2g. En fin de compte, cette recette est un moyen efficace, savoureux et de remplissage pour mettre un spin sur votre pain normal.

Smoothie de velours de betterave de baie

Temps de préparation: 5 minutes

Temps de cuisson: 0 minute

Portions: 1

ingrédients:

- 1/2 de banane congelée
- 1 tasse de baies rouges mélangées
- 1 date Medjool, dénoyautée
- 1 petite betterave, pelée, hachée
- 1 cuillère à soupe de cacao en poudre
- 1 cuillère à café de graines de
- 1/4 c. à thé d'extrait de vanille, non sucré
- 1/2 cuillère à café de jus de citron
- 2 cuillères à café de beurre de noix de coco
- 1 tasse de lait de coco, non sucré

Itinéraire:

1. Placer tous les ingrédients dans l'ordre dans un robot culinaire ou un mélangeur, puis pulser de 2 à 3 minutes à grande vitesse jusqu'à consistance lisse.

2. Verser le smoothie dans un verre, puis servir.

nutrition:

Calories: 234 Cal

Matières grasses: 5 g

Glucides: 42 g

Protéines: 11 g

Fibre: 7 g

Craquelins d'herbes à base de graines

Portions: 16 Temps de préparation: 50 minutes

Nutrition (par portion

Calories: 190 kcal

Glucides: 5.5g

Matières grasses: 14.7g

Protéines: 9.0g

Fibre: 5.3g

Sucre: 0.3g

ingrédients:

- 2 tasses de graines de lin moulues
- 2 tasses de graines de chanvre moulues
- 2 tasses d'eau chaude
- 1 c. à thé de sel
- 1 c. à thé de poivre noir
- Herbes italiennes ou autres herbes au goût

Nombre total d'ingrédients: 6

Itinéraire:

1. Préchauffer le four à 350 °F.
2. Tapisser votre plaque à pâtisserie de papier sulfurisé.
3. Dans un bol à mélanger, mélanger les graines de lin, les graines de chanvre, le sel et les herbes et bien mélanger.
4. Verser l'eau et remuer.

5. Laisser reposer le mélange pendant 5 minutes jusqu'à ce que l'eau soit absorbée.

6. Étendre le mélange uniformément sur la plaque à pâtisserie, environ 1/8 pouce d'épaisseur.

7. Diviser en 16 morceaux sans endommager le papier sulfurisé.

8. Cuire au four pendant 50 minutes.

9. Retirer du four et refroidir.

10. Casser en 16 morceaux pour servir.

11. Peut être stocké jusqu'à une semaine ou congelé.

12. Découvrez cette délicieuse recette de craquelins keto convivial qui convient aux végétaliens cétogènes et est extrêmement simple à faire!

Smoothie rose chaud

Temps de préparation: 5 minutes

Temps de cuisson: 0 minute

Portions: 1

ingrédients:

- 1 clémentine, pelée, segmentée
- 1/2 banane congelée
- 1 petite betterave, pelée, hachée
- 1/8 c. à thé de sel de mer
- 1/2 tasse de framboises
- 1 cuillère à soupe de graines de
- 1/4 c. à thé d'extrait de vanille, non sucré
- 2 cuillères à soupe de beurre d'amande
- 1 tasse de lait d'amande, non sucré

Itinéraire:

1. Placer tous les ingrédients dans l'ordre dans un robot culinaire ou un mélangeur, puis pulser de 2 à 3 minutes à grande vitesse jusqu'à consistance lisse.

2. Verser le smoothie dans un verre, puis servir.

nutrition:

Calories: 278 Cal

Matières grasses : 5,6 g

Glucides: 37,2 g

Protéines: 6.2 g

Fibre: 13.2 g

Maca Caramel Frap

Temps de préparation: 5 minutes

Temps de cuisson: 0 minute

Portions: 4

ingrédients:

- 1/2 de banane congelée, tranchée
- 1/4 tasse de noix de cajou, trempées pendant 4 heures
- 2 dattes Medjool, dénoyautées
- 1 cuillère à café de maca en poudre
- 1/8 c. à thé de sel de mer
- 1/2 c. à thé d'extrait de vanille, non sucré
- 1/4 tasse de lait d'amande, non sucré
- 1/4 tasse de café froid, brassé

Itinéraire:

1. Placer tous les ingrédients dans l'ordre dans un robot culinaire ou un mélangeur, puis pulser de 2 à 3 minutes à grande vitesse jusqu'à consistance lisse.
2. Verser le smoothie dans un verre, puis servir.

nutrition:

Calories: 450 Cal

Matières grasses: 170 g

Glucides: 64 g

Protéines: 7 g

Shake vert vanille beurre d'arachide

Temps de préparation: 5 minutes

Temps de cuisson: 0 minute

Portions: 1

ingrédients:

- 1 cuillère à café de graines de lin
- 1 banane congelée
- 1 tasse d'épinards
- 1/8 c. à thé de sel de mer
- 1/2 c. à thé de cannelle moulue
- 1/4 c. à thé d'extrait de vanille, non sucré
- 2 cuillères à soupe de beurre d'arachide, non sucré
- 1/4 tasse de glace
- 1 tasse de lait de coco, non sucré

Itinéraire:

1. Placer tous les ingrédients dans l'ordre dans un robot culinaire ou un mélangeur, puis pulser de 2 à 3 minutes à grande vitesse jusqu'à consistance lisse.
2. Verser le smoothie dans un verre, puis servir.

nutrition:

Calories: 298 Cal

Matières grasses: 11 g

Glucides: 32 g

Protéines: 24 g

Fibre: 8 g

Smoothie monstre à la menthe poivrée

Temps de préparation: 5 minutes

Portions 1

ingrédients:

- 1 grosse banane congelée, pelée
- 1 1/2 tasse de lait non laitier
- Une poignée de feuilles de menthe fraîche, tiges enlevées
- 1-2 poignées d'épinards

Itinéraire:

1. Ajouter tous les ingrédients dans un mélangeur et mélanger jusqu'à consistance lisse.
2. Sortir et servir

nutrition:

Calories 799, Lipides totaux 28,1g, Graisses saturées 16,7g, Cholestérol 110mg , Sodium 645mg, Glucides totaux 98,4g, Fibres alimentaires 4,5g, Sucres totaux 77,2g, Protéines 46,2g, Vitamine D 7mcg, Calcium 1634mg, Fer 2mg, Potassium 1366mg

Colada verte

Temps de préparation: 5 minutes

Temps de cuisson: 0 minute

Portions: 1

ingrédients:

- 1/2 tasse de morceaux d'ananas congelés
- 1/2 banane
- 1/2 c. à thé de poudre de spiruline
- 1/4 c. à thé d'extrait de vanille, non sucré
- 1 tasse de lait de coco

Itinéraire:

1. Placer tous les ingrédients dans l'ordre dans un robot culinaire ou un mélangeur, puis pulser de 2 à 3 minutes à grande vitesse jusqu'à consistance lisse.
2. Verser le smoothie dans un verre, puis servir.

nutrition:

Calories: 127 Cal

Matières grasses: 3 g

Glucides: 25 g

Protéines: 3 g

Fibre: 4 g

Smoothie à l'avoine au chocolat

Temps de préparation: 5 minutes

Temps de cuisson: 0 minute

Portions: 1

ingrédients:

- 1/4 tasse d'avoine roulée
- 1 1/2 cuillère à soupe de cacao en poudre, non sucré
- 1 cuillère à café de graines de lin
- 1 grosse banane congelée
- 1/8 c. à thé de sel de mer
- 1/8 c. à thé de cannelle
- 1/4 c. à thé d'extrait de vanille, non sucré
- 2 cuillères à soupe de beurre d'amande
- 1 tasse de lait de coco, non sucré

Itinéraire:

1. Placer tous les ingrédients dans l'ordre dans un robot culinaire ou un mélangeur, puis pulser de 2 à 3 minutes à grande vitesse jusqu'à consistance lisse.

2. Verser le smoothie dans un verre, puis servir.

nutrition:

Calories: 262 Cal

Matières grasses : 7,3 g

Glucides: 50.4 g

Protéines: 8.1 g

Fibre: 9.6 g

Smoothie de tarte aux pommes à la citrouille

Temps de préparation: 10 minutes

Temps de cuisson: 5 minutes

ingrédients:

- 2 h
- 1 pomme - dépouillée, évidée et coupée
- 2 cuillères à soupe d'eau, ou variant
- 2/3 tasse de lait d'amande non sucré enrichi à la vanille
- 1/4 tasse de purée de citrouille
- 1/2 cuillère à café de sucre plus foncé, ou au goût
- 1/4 cuillère à café de zeste de tarte à la citrouille
- 2/3 tasse de glace écrasée

Ajouter toutes les fixations à la liste

Itinéraire:

1. Placer la pomme dans un bol en plastique allant au micro-ondes; verser suffisamment d'eau pour couvrir 1/4 de pouce de la base du bol. Bol à mi-chemin à l'abri d'un couvercle ou d'une serviette en papier. Cuire au micro-ondes en bref jusqu'à ce que la pomme soit adoucie, de 2 à 3 minutes. Congeler la pomme dans un support similaire avec de l'eau jusqu'à ce qu'elle soit forte, de 2 heures à moyen terme.

2. Mélanger la pomme solidifiée, le lait d'amande et la

purée de citrouille dans un mélangeur jusqu'à consistance lisse; inclure le sucre de couleur foncée et la saveur de tarte à la citrouille. Mélanger jusqu'à consistance lisse. Inclure la glace et mélanger jusqu'à consistance lisse.

références

Note de Cook:

Le lait avec une bousculade de concentré de vanille peut être rempli pour le lait d'amande à la vanille non sucré si nécessaire. Nutrition : 185 calories; 2,2 g de gras; 42,6 g de glucides; 1,8 g de protéines; 0 mg de cholestérol; 261 mg de sodium.

Granola de noix de coco

Temps de préparation: 10 minutesCuème temps de travail: 18 minutesServings: 4

ingrédients:

- 1 cuillère à soupe d'huile de coco, fondue
- 1 cuillère à soupe de beurre de noix de coco, fondu
- 2-3 cuillères à soupe de sirop d'érable
- 1 cuillère à café de zeste d'orange, râpé fraîchement
- 1/2 c. à thé de cannelle moulue
- Pincée de sel de mer
- 2 tasses de flocons de noix de coco

Itinéraire:

1. Préchauffer le four à 350 degrés F. Tapisser une plaque à biscuits de papier sulfurisé.
2. Dans un bol, mélanger tous les ingrédients sauf les flocons de noix de coco.
3. Étendre les flocons de noix de coco dans une plaque à biscuits préparée.
4. Verser le mélange d'huile de coco sur les flocons et mélanger délicatement.
5. Cuire au four environ 12-15 minutes.
6. Retirer du four et réserver pour refroidir complètement.
7. Ensuite, par effraction dans les morceaux de taille désirée

et servir avec votre choix de lait non laitier et garniture de fruits.

8. Temps de préparation des repas : Conseil :

9. Transférer le granola dans un contenant hermétique et le conserver dans un endroit frais et sec jusqu'à 2 semaines.

nutrition:

Calories: 221, Graisses: 19g, Glucides: 14g, Fibres: 4.4g, Sucre: 8.7g, Protéines: 1.6g, Sodium: 69mg

Peach Crumble Shake

Temps de préparation: 5 minutes

Temps de cuisson: 0 minute

Portions: 1

ingrédients:

- 1 cuillère à soupe de graines de
- 1/4 tasse d'avoine roulée
- 2 pêches, dénoyautées, tranchées
- 3/4 c. à thé de cannelle moulue
- 1 date Medjool, dénoyautée
- 1/2 c. à thé d'extrait de vanille, non sucré
- 2 cuillères à soupe de jus de citron
- 1/2 tasse d'eau
- 1 cuillère à soupe de beurre de noix de coco
- 1 tasse de lait de coco, non sucré

Itinéraire:

1. Placer tous les ingrédients dans l'ordre dans un robot culinaire ou un mélangeur, puis pulser de 2 à 3 minutes à grande vitesse jusqu'à consistance lisse.

2. Verser le smoothie dans un verre, puis servir.

nutrition:

Calories: 270 Cal

Matières grasses: 4 g

Glucides: 28 g

Protéines: 25 g

Fibre: 3 g

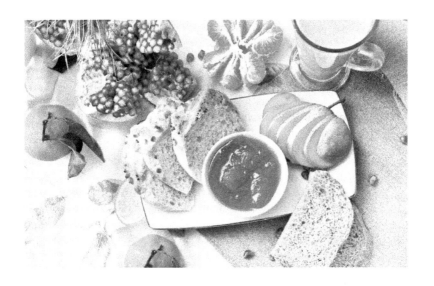

Smoothie vert gingembre sauvage

Temps de préparation: 5 minutes

Temps de cuisson: 0 minute

Portions: 1

ingrédients:

- 1/2 tasse de morceaux d'ananas, congelés
- 1/2 tasse de chou frisé haché
- 1/2 banane congelée
- 1 cuillère à soupe de jus de lime
- 2 pouces de gingembre, pelé, haché
- 1/2 tasse de lait de coco, non sucré
- 1/2 tasse d'eau de coco

Itinéraire:

1. Placer tous les ingrédients dans l'ordre dans un robot culinaire ou un mélangeur, puis pulser de 2 à 3 minutes à grande vitesse jusqu'à consistance lisse.

2. Verser le smoothie dans un verre, puis servir.

nutrition:

Calories: 331 Cal

Matières grasses: 14 g

Glucides: 40 g

Protéines: 16 g

Fibre: 9 g

Smoothie aux fraises épicées

Temps de préparation: 5 minutes

Temps de cuisson: 0 minute

Portions: 1

ingrédients:

- 1 cuillère à soupe de baies de goji, trempées
- 1 tasse de fraises
- 1/8 c. à thé de sel de mer
- 1 banane congelée
- 1 date Medjool, dénoyautée
- 1 boule de protéines de lactosérum aromatisées à la vanille
- 2 cuillères à soupe de jus de citron
- 1/4 c. à thé de gingembre moulu
- 1/2 c. à thé de cannelle moulue
- 1 cuillère à soupe de beurre d'amande
- 1 tasse de lait d'amande, non sucré

Itinéraire:

1. Placer tous les ingrédients dans l'ordre dans un robot culinaire ou un mélangeur, puis pulser de 2 à 3 minutes à grande vitesse jusqu'à consistance lisse.

2. Verser le smoothie dans un verre, puis servir.

nutrition:

Calories: 182 Cal

Matières grasses : 1,3 g

Glucides: 34 g

Protéines: 6.4 g

Fibre: 0.7 g

Shake de pain de banane avec le lait de noix

Temps de préparation: 5 minutes

Temps de cuisson: 0 minute

Portions: 2

ingrédients:

- 2 tasses de bananes congelées tranchées
- 3 tasses de lait de noix
- 1/8 c. à thé de muscade râpée
- 1 cuillère à soupe de sirop d'érable
- 1 cuillère à café de cannelle moulue
- 1/2 c. à thé d'extrait de vanille, non sucré
- 2 cuillères à soupe de plumes de cacao

Itinéraire:

1. Placer tous les ingrédients dans l'ordre dans un robot culinaire ou un mélangeur, puis pulser de 2 à 3 minutes à grande vitesse jusqu'à consistance lisse.
2. Verser le smoothie dans deux verres, puis servir.

nutrition:

Calories: 339.8 Cal

Matières grasses: 19 g

Glucides: 39 g

Protéines: 4.3 g

Fibre: 1 g

Double shake espresso noisette au chocolat

Temps de préparation: 5 minutes

Temps de cuisson: 0 minute

Portions: 1

ingrédients:

- 1 banane congelée, tranchée
- 1/4 tasse de noisettes grillées
- 4 dattes Medjool, dénoyautées, trempées
- 2 cuillères à soupe de pépites de cacao, non sucrées
- 1 1/2 cuillère à soupe de cacao en poudre, non sucré
- 1/8 c. à thé de sel de mer
- 1 cuillère à café d'extrait de vanille, non sucré
- 1 tasse de lait d'amande, non sucré
- 1/2 tasse de glace
- 4 onces d'espresso, réfrigérées

Itinéraire:

1. Placer tous les ingrédients dans l'ordre dans un robot culinaire ou un mélangeur, puis pulser de 2 à 3 minutes à grande vitesse jusqu'à consistance lisse.

2. Verser le smoothie dans un verre, puis servir.

nutrition:

Calories: 210 Cal

Matières grasses: 5 g

Glucides: 27 g

Protéines: 16.8 g

Fibre: 0.2 g

Shake aux fraises, bananes et noix de coco

Temps de préparation: 5 minutes

Temps de cuisson: 0 minute

Portions: 1

ingrédients:

- 1 cuillère à soupe de flocons de noix de coco
- 1 1/2 tasse de tranches de banane congelées
- 8 fraises, tranchées
- 1/2 tasse de lait de coco, non sucré
- 1/4 tasse de fraises pour la garniture

Itinéraire:

1. Placer tous les ingrédients dans l'ordre dans un robot culinaire ou un mélangeur, sauf pour la garniture, puis pulser pendant 2 à 3 minutes à grande vitesse jusqu'à consistance lisse.

2. Verser le smoothie dans un verre, puis servir.

nutrition:

Calories: 335 Cal

Matières grasses: 5 g

Glucides: 75 g

Protéines: 4 g

Fibre: 9 g

Smoothie vert Tropical Vibes

Temps de préparation: 5 minutes

Temps de cuisson: 0 minute

Portions: 1

ingrédients:

- 2 tiges de chou frisé, déchirées
- 1 banane congelée
- 1 mangue, pelée, dénoyautée, hachée
- 1/8 c. à thé de sel de mer
- 1/4 tasse de yogourt à la noix de coco
- 1/2 c. à thé d'extrait de vanille, non sucré
- 1 cuillère à soupe de jus de gingembre
- 1/2 tasse de jus d'orange
- 1/2 tasse d'eau de coco

Itinéraire:

1. Placer tous les ingrédients dans l'ordre dans un robot culinaire ou un mélangeur, puis pulser de 2 à 3 minutes à grande vitesse jusqu'à consistance lisse.

2. Verser le smoothie dans un verre, puis servir.

nutrition:

Calories: 197.5 Cal

Matières grasses : 1,3 g

Glucides: 30 g

Protéines: 16.3 g

Fibre: 4.8 g

Bol smoothie acai

Temps de préparation: 10 minutes

ingrédients:

sur

- 1 banane énorme, isolée
- 3 1/2 onces de purée de baies d'açai, solidifiée, non sucrée
- 2 cuillères à soupe de lait de soja, ou plus
- 2 cuillères à soupe de granola
- Ajouter toutes les fixations à la liste

Roulements

1. Dans un mélangeur, mélanger la purée d'açai, les 2/3 de la banane et 2 cuillères à soupe de lait de soja; mélanger jusqu'à consistance lisse, mais en même temps épais. Inclure plus de lait de soja variant; smoothie devrait avoir la consistance du yogourt solidifié.

2. Trancher le reste de la banane. Videz le smoothie épais dans un bol et garnir de granola et coupez les bananes.

Faits sur la subsistance

Nutrition : 282 calories; 9,6 g de gras; 45,1 g de glucides; 4,8 g de protéines; 0 mg de cholestérol; 46 mg de sodium.

Smoothie au beurre d'arachide et moka

Temps de préparation: 5 minutes

Temps de cuisson: 0 minute

Portions: 1

ingrédients:

- 1 banane congelée, hachée
- 1 boule de poudre de protéines de chocolat
- 2 cuillères à soupe d'avoine roulée
- 1/8 c. à thé de sel de mer
- 1/4 c. à thé d'extrait de vanille, non sucré
- 1 cuillère à café de cacao en poudre, non sucré
- 2 cuillères à soupe de beurre d'arachide
- 1 dose d'espresso
- 1/2 tasse de lait d'amande, non sucré

Itinéraire:

1. Placer tous les ingrédients dans l'ordre dans un robot culinaire ou un mélangeur, puis pulser de 2 à 3 minutes à grande vitesse jusqu'à consistance lisse.

2. Verser le smoothie dans un verre, puis servir.

nutrition:

Calories: 380 Cal

Matières grasses: 14 g

Glucides: 29 g

Protéines: 38 g

Fibre: 4 g

Mélange de jus mango craze

Temps de préparation: 5 minutes

ingrédients:

- 5 min., 4 portions, 150 calories
- 3 tasses de mangue coupée en dés
- 1/2 tasse de pêches croquantes ou solidifiées piratées
- 1/4 tasse de portions orange piratées
- 1/4 tasse de nectarine piratée et dénoyautée
- 1/2 tasse d'orange pressée
- 2 tasses de glace

Ajouter toutes les fixations à la liste

Roulements

Placer la mangue, les pêches, l'orange, la nectarine, l'orange pressée et la glace dans un mélangeur. Mélanger pendant 1 instant, ou jusqu'à consistance lisse.

Nutrition : 150 calories; 0,6 g de gras; 38,4 g de glucides; 1,3 g de protéines; 0 mg de cholestérol; 9 mg de sodium.

Tahini Shake à la cannelle et à la lime

Temps de préparation: 5 minutes

Temps de cuisson: 0 minute

Portions: 1

ingrédients:

- 1 banane congelée
- 2 cuillères à soupe de tahini
- 1/8 c. à thé de sel de mer
- 3/4 c. à thé de cannelle moulue
- 1/4 c. à thé d'extrait de vanille, non sucré
- 2 cuillères à café de jus de lime
- 1 tasse de lait d'amande, non sucré

Itinéraire:

1. Placer tous les ingrédients dans l'ordre dans un robot culinaire ou un mélangeur, puis pulser de 2 à 3 minutes à grande vitesse jusqu'à consistance lisse.
2. Verser le smoothie dans un verre, puis servir.

nutrition:

Calories: 225 Cal

Matières grasses: 15 g

Glucides: 22 g

Protéines: 6 g

Fibre: 8 g

Smoothie au gingembre et aux légumes verts

Temps de préparation: 5 minutes

Temps de cuisson: 0 minute

Portions: 1

ingrédients:

- 1 banane congelée
- 2 tasses d'épinards
- Morceau de gingembre de 2 pouces, pelé, haché
- 1/4 c. à thé de cannelle
- 1/4 c. à thé d'extrait de vanille, non sucré
- 1/8 c. à thé de sel
- 1 boule de protéines de vanille en poudre
- 1/8 c. à thé de poivre de Cayenne
- 2 cuillères à soupe de jus de citron
- 1 tasse de jus d'orange

Itinéraire:

1. Placer tous les ingrédients dans l'ordre dans un robot culinaire ou un mélangeur, puis pulser de 2 à 3 minutes à grande vitesse jusqu'à consistance lisse.

2. Verser le smoothie dans un verre, puis servir.

nutrition:

Calories: 320 Cal

Matières grasses: 7 g

Glucides: 64 g

Protéines: 10 g

Fibre: 12 g

Pina Colada Smoothie (Végétalien

Temps de préparation: 10 minutes

ingrédients:

- 3 carrés 3D de glace carrés 3D, ou variable
- 1 banane
- 1 tasse de nouveaux morceaux d'ananas
- 1/2 tasse de lait de coco
- 1/2 tasse de lait de soja
- 1 cuillère à soupe de nectar d'agave
- 1 cuillère à soupe de graines de lin moulues
- 1 cuillère à café de concentré de vanille non aéré

Ajouter toutes les fixations à la liste

Roulements

Mélanger la glace, la banane, l'ananas, le lait de coco, le lait de soja, le nectar d'agave, les graines de lin et le concentré de vanille dans un mélangeur jusqu'à consistance lisse. Smoothie vide dans un grand verre.

Faits sur la subsistance

Nutrition : 586 calories; 29,8 g de matières grasses; 78 g de glucides; 9,7 g de protéines; 0 mg de cholestérol; 84 mg de sodium.

Smoothie cru de monstre de mangue

Temps de préparation: 10 minutes

ingrédients:

- 1 cuillère à soupe de graines de lin
- 2 cuillères à soupe de pepitas (graines de citrouille crues
- 1 mangue prête, coupée en cubes
- 1 banane solidifiée, en quart
- 1/3 tasse d'eau, ou plus au goût
- 3 formes 3D de glace
- 2 feuilles de chou frisé, ou plus au goût

Ajouter toutes les fixations à la liste

Roulements

1. Mélanger les graines de lin dans un mélangeur jusqu'à ce qu'elles soient finement moulues; inclure les pepitas et mélanger jusqu'au sol, environ 1 moment.

2. Placer la mangue, la banane, l'eau, les formes 3D glacées et le chou frisé dans le mélangeur; mélanger jusqu'à consistance lisse, le chou frisé est complètement joint, et le smoothie est uniforme dans l'ombrage, environ 3 minutes. Mince avec plus d'eau pour arriver à la cohérence voulue.

Nutrition : 381 calories; 14,1 g de matières grasses; 63 g de glucides;9,8 g de protéines; 0 mg de cholestérol; 32 mg de sodium.

Crêpes à la banane à deux ingrédients

Temps de préparation: 3 minutes

Temps de cuisson: 2 minutes

ingrédients:

- 5 min., 1 portion, 78 calories
- 1 banane prête
- 1 œuf
- 1/2 c. à thé de concentré de vanille (facultatif
- Ajouter toutes les fixations à la liste

Roulements

1. Inclure une notePrint
2. Mélanger la banane et l'œuf dans un bol jusqu'à ce qu'il ne reste pas de bosses. Ajouter le concentré de vanille au frappeur.
3. Chauffer une poêle lubrifiée ou une poêle à frire à feu moyen. Frappeur vide dans le plat. Temps de cuisson : jusqu'à ce que les bulles s'affichent, vers 1 moment. Flip et temps de cuisson: jusqu'à ce que brillant, autour de bref plus.

Nutrition : 78 calories; 5 g de gras; 0,7 g d'amidons; 6,3 g de protéines; 186 mg de cholestérol; 70 mg de sodium.

Bol végétalien de smoothie avec la carotte et la banane

Temps de préparation: 15 minutes

ingrédients:

- 2 dattes Medjool dénoyautées
- 1 banane solidifiée, fendée
- 1 tasse de carotte grossièrement fendée
- 1/2 tasse de lait d'amande non sucré assaisonnement à la vanille, ou plus au goût
- 1/2 c. à thé de cannelle moulue
- 1/4 c. à thé de gingembre moulu

Garniture:

- 2 cuillères à soupe de noix de coco ébréchée
- 1 cuillère à soupe de baies de goji
- Ajouter toutes les fixations à la liste

Roulements

1. Placer les dattes dans un petit bol et les tartiner d'eau froide; laisser drench, environ 5 minutes. Canal et fendre.
2. Placer les dattes coupées, la banane, la carotte, le lait d'amande, la cannelle et le gingembre dans un mélangeur; réduire en purée jusqu'à ce que le smoothie soit épais et lisse. Remplir un bol de service.
3. Garnir le bol de smoothie de noix de coco ébréchée et de baies de goji.

Faits sur la subsistance

Nutrition : 325 calories; 4,8 g de gras; 71,6 g de glucides; 4,8 g de protéines; 0 mg de cholestérol; 216 mg de sodium.

Pouding au à la vanille

Temps de préparation: 15 minutes

Temps de cuisson: 20 minutes

ingrédients:

- 6 cuillères à soupe de graines de
- 2 tasses de lait d'amande
- 2 cuillères à soupe de sirop d'érable ou d'agave
- 1 cuillère à café de concentré de vanille
- 1/2 cuillère à café de cannelle

technique

1. Mélanger le lait d'amande, la vanille, le sirop d'érable et la cannelle.

2. Verser le mélange de liquide sur les graines de et mélanger jusqu'à ce que les graines soient uniformément mélangées. Mélanger à nouveau cinq minutes après le fait, et cinq minutes après cela. Laissez reposer pendant une heure en tout cas, ou essentiellement laissez-le reposer dans le refroidisseur à moyen terme. Servir, bested avec le produit croustillant de la décision. Le

pudding se conservera dans le coffre à glaçons jusqu'à quatre jours.

3. 6 cuillères à soupe de tartinades végétaliennes

4. 2/3 tasse de crème au lait ® de noix de coco sans ®

5. 1/3 tasse de pépites de chocolat ternes

6. Ajouter toutes les fixations à la liste

Roulements

1. Préchauffer le poêle à 425 degrés F. Tapisser une feuille de chauffage de papier matériel. Filtrer ensemble la farine, le sucre, préparer la poudre, le sel et chauffer les boissons gazeuses dans un énorme bol. Recueillir la tartinades végétaliennes et mélanger en une seule unité avec les mains jusqu'à ce que le mélange cadre d'énormes morceaux grossiers de la taille de pois. Inclure les pépites de chocolat et la moitié et demie, mélanger quelques secondes de plus jusqu'à ce qu'elles soient simplement amorties. Retourner le mélange sur une surface de travail délicatement farinée et presser délicatement jusqu'à ce que la pâte colle ensemble dans une boule. Tapoter dans un vol stationnaire d'environ 2 pouces d'épaisseur et 6 creeps de largeur.

2. Laisser reposer 15 minutes à température ambiante. Couper en 8 quartiers. Saupoudrer d'une cuillère à soupe de sucre exceptionnelle.

3. Cuire au four de 15 à 20 minutes ou jusqu'à ce qu'ils soient brillants sur le dessus. Laisser refroidir quelques instants, avant d'isoler les quartiers.

Faits sur la subsistance

Nutrition : 256 calories; 8,9 g de matières grasses; 40 g de glucides; 3,2 g de protéines; 0 mg de cholestérol; 384 mg de sodium.

Crêpes à l'orange

Temps de préparation: 10 minutes

Temps de cuisson: 10 minutes

ingrédients:

- 2 tasses de farine de blé entière blanche
- 2 cuillères à soupe de poudre chauffante
- 2 cuillères à soupe de farine de lin moulu
- 17 onces liquides d'orange pressée
- 1 cuillère à café de concentré d'orange

Ajouter toutes les fixations à la liste

Itinéraire:

1. Fouetter la farine, chauffer la poudre et le farine de lin ensemble dans un bol; mélanger le concentré d'orange et d'orange pressé dans le mélange de farine jusqu'à ce que le joueur soit bien consolidé.

2. Chauffer une poêle légèrement huilée à feu moyen-vif ou un fer électrique à 375 degrés F (190 degrés C). Déposer le frappeur par d'énormes cuillerées sur la poêle et le temps de cuisson : jusqu'à ce que les bulles structurent et que les bords soient secs, de 3 à 4 minutes. Flip et temps de cuisson : jusqu'à ce qu'ils soient sautés de l'autre côté, de 2 à 3 minutes. Rehash avec frappeur exceptionnel.

Faits sur la subsistance

Nutrition : 304 calories; 2,7 g de gras; 64,6 g de glucides; 9,6 g de protéines; 0 mg de cholestérol; 734 mg de sodium.

Barres d'énergie de farine d'avoine

Temps de préparation: 15 minutes

Temps de cuisson: 15 minutes

ingrédients:

- 40 min., 24 portions, 91 calories
- 1/3 tasse d'avoine déplacée
- 1/2 tasse de farine généralement utile
- 1/2 tasse de pépites de chocolat mi-sucrées végétaliennes
- 1/2 tasse de noix de cajou non saalées moulues
- 2 cuillères à soupe de graines de tournesol non scellées décortiquées
- 1 cuillère à soupe de farine de lin moulu
- 1 cuillère à soupe de germinutes de blé
- 1/2 c. à thé de cannelle moulue
- 1/4 c. à thé de sel d'océan
- 1/2 tasse de nectar, réchauffé
- 1/3 tasse de tartinades aux amandes
- 1/2 c. à thé de concentré de vanille

Ajouter toutes les fixations à la liste

Roulements

1. Préchauffer le poêle à 350 degrés F (175 degrés C). Tapisser un plat de préparation de 9x11 pouces de papier d'aluminium.

2. Fouetter l'avoine, la farine, les pépites de chocolat, les noix de cajou moulues, les graines de tournesol, la farine de lin, la germine de blé, la cannelle et le sel d'océan ensemble dans un énorme bol peu profond.

3. Mélanger le nectar réchauffé, la tartinades aux amandes et le concentré de vanille dans un bol jusqu'à ce qu'ils soient bien mélangés. Le nectar vide se fond dans le mélange d'avoine; mélanger jusqu'à ce que le frappeur soit bien consolidé. Transformez le frappeur en plat de chauffage préparé. Déposer une feuille de papier ciré sur le joueur et presser solidement pour diffuser uniformément dans le plat de préparation. Expulser et jeter du papier ciré.

4. Cuire au four préchauffé jusqu'à ce qu'ils soient brillants et parfumés, environ 12 minutes. Retirer le papier d'aluminium de la préparation du plat et laisser refroidir les barres dans le papier d'aluminium pendant 10 minutes; évacuer et jeter du papier d'aluminium. Couper en barres.

Nutrition : 91 calories; 4 g de gras; 12,8 g d'amidons; 2 g de protéines; 0 mg de cholestérol; 50 mg de sodium.

Orange Smoothie

Temps de préparation: 10 minutes

ingrédients:

- 1 petite orange, dépouillée
- 1/2 tasse de morceaux de mangue solidifiés
- 1 cuillère à soupe de noix de cajou
- 1 cuillère à soupe de morceaux de noix de coco non sucrés
- 1 cuillère à café de graines de
- 1 cuillère à café de graines de lin moulues
- 1/2 tasse d'orange pressée
- l'eau variable (discrétionnaire

Ajouter toutes les fixations à la liste

Roulements

Déposer l'orange, la mangue, la pâte à tartiner de noix de cajou, la noix de coco, les graines de et le lin dans un mélangeur; inclure l'orange pressée. Étendre et mélanger le mélange jusqu'à consistance lisse, y compris l'eau pour un smoothie plus mince.

Nutrition: 313 calories; 14,1 g de matières grasses; 45,8 g d'amidons; 6,3 g de protéines; 0 mg de cholestérol; 112 mg de sodium.

Bol smoothie vert

Temps de préparation: 10 minutes

« Smoothie dans un bol, idéal pour un petit déjeuner rapide et sain. »

ingrédients:

Smoothie:

- 3 tasses d'épinards neufs
- 1 banane
- 1/2 (14 onces de noix de coco pourraient s'écouler
- 1/2 tasse de morceaux de mangue solidifiés
- 1/2 tasse d'eau de coco

Garnitures:

- 1/3 tasse de framboises neuves
- 1/4 tasse de bleuets neufs
- 2 cuillères à soupe de granola
- 1 cuillère à soupe de copeaux de noix de coco
- 1/4 c. à thé d'amandes coupées
- 1/4 c. à thé de graines de (discrétionnaires

Ajouter toutes les fixations à la liste

Roulements

Mélanger les épinards, la banane, le lait de coco, la mangue et l'eau de coco dans un mélangeur jusqu'à consistance lisse. Videz le smoothie dans un bol et garnir de framboises, de bleuets, de granola, de croustilles de noix de coco, d'amandes et de graines de.

références

Note de Cook:

Pour un smoothie plus épais, inclure la banane solidifiée coupée. Nutrition : 374 calories; 25,6 g de matières grasses; 37 g de glucides;6,3 g de protéines; 0 mg de cholestérol; 116 mg de sodium.

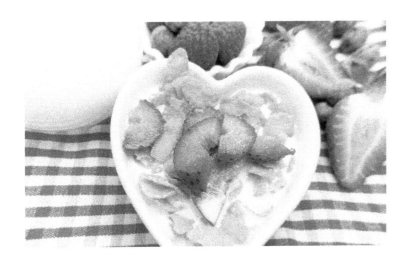